a
b
i
r
r
A

o
í
R

Crianza respetuosa

Río Arriba

Crianza Respetuosa

Álvaro
Pallamares

Culminando en octubre del 2023,
más de 17 años de aventuras.
No hay verano sin duraznos,
No hay río sin rápidos.
Súbete al bote
y rema.

Tabla de contenidos

1 Boomerang

Quien más rápido
abandone la infancia,

más tiempo estará
intentando **volver** a ella.

2 Línea del tiempo

Cuidar
la infancia,

es atender
el **pre**sente,

reparar
el pa**sa**do,

y apostar
en el futu**ro**.

Para la infancia
escuchar que
es amada
es importante

Pero sentir ese amor,

es indispens**able**
able
able
able

4 Fósforos

Nuestro proyecto
puede ser de palitos.

No por eso,

vamos a dejar
de poner el corazón.

En una de esas,
prende.

5 A tus hijos

Confianza
para las alas y el vuelo.

Responsabilidades
para las raíces y el
equilibrio.

Metáforas
para el cerebro
y las ideas.

Amor incondicional,
para el corazón.

Compromiso emocional
para la afectividad
y la salud mental.

El **mejor** legado.

6 El abrazo

En los momentos **difíciles**,
en los momentos de calma.

Valen cuando sufres,
valen cuando ganas.

De abrazos **se crece,**
de abrazos se ama.

Los brazos del abrazo,
guardan dos corazones.

Los corazones del abrazo,
guardan **un** misterioso lazo.

7 Vittorio

¿Sabías que leer cuentos a niños y niñas, no sólo entretiene, aumenta su vocabulario y colorea su imaginación?

Además, enseña estructura narrativa, presentación, conflicto, clímax y desenlace.
Y esto permite a su vez ordenar **la propia** narrativa de la vida, con mayor coherencia y consistencia.

8 La salud mental se aprende

El amor traza
senderos mágicos.
Nadie nos enseña a ser padres, pero
ustedes aprendieron
y lo hicieron de sus cuidadores,
acaso sin que ellos lo notaran,
tal vez sin que ustedes lo
recuerden.
Aprendiendo de sus vicios
y sus virtudes.
Al amar a sus hijos,
les enseñan a amar
a sus nietos,
entregando la antorcha
del vínculo.

La salud mental
se comparte,
cuida tu salud mental.

Este texto lo escribí de madrugada, la noche anterior al seminario de salud mental infantil que organicé en la Universidad Central el año 2006, quería cerrar mi presentación con algo más emotivo. Las ideas contenidas en estas palabras: las repetí, las reciclé, las renové, y en los años venideros, dije lo mismo de mil un formas distintas, un libro escrito poco a poco, de madrugadas y metáforas.

9 Mapa

El manual
de la infancia,
está en el rostro
de niños y niñas

Su rostro
genera emociones
en el adulto.

Esa es
la brújula para
entender cuál es el
camino.

10 Perpetuar

Si vas a dejar
un legado a tus hijos,
que sea de **amor**,
contención
y respeto.

Si vas a romper tradiciones
familiares, que sean las del
maltrato, humillación, y
sumisión.

Todos los días
deberás elegir
qué perpetuar.

11 Pronóstico

Trabaja tus miedos,
se **he**redan.

Cuida tus palabras,
son se**mi**llas.

Cuida tus miradas,
llevan emoc**io**nes.

Cuida tus pensamientos,
diseñan el futu**ro**.

Trabaja tus inseguridades,
te hacen ser host**i**l.

Cuida tus vínculos, es lo
único realmente importante

12 Huevo duro

Muchos
encuentran
conocimientos
en las universidades,
pero si no saben leer la sabiduría de
la vida **sencilla,** sabrán de los
efectos de un abrazo

pero no
cuándo
darlo.

13 Círculo

Los buenos tratos parten
con una mirada, un gesto,
se van construyendo
con palabras amables
y mucha paciencia.

El cari**ño**
suele cerra**r**
el círculo virtuos**o**
de los buenos trato**s**.

14 Siempre

Un ejemplo **pesa** más,
que cien consejos.

Mejor respirar **profundo**
que responder con ira.

Mejor paciente
que dominante.

El control **es hijo**
de la ansiedad.
La autonomía crece
en la mirada cariñosa.

Siempre se puede
seguir creciendo
como ser humano
Siempre te acompañará
el cómo trataron tu infancia.

En la
universidad del

amor,

los niños dan

cátedra.

16 Receta apego seguro

- 5 Tazas de sensibilidad parental.
- 350 grs. de Buenos Tratos (con o sin sal).
- Tres cucharadas de regulación emocional. (cucharadas soperas)
- Cuatro láminas de límites respetuosos.

Se cocina
a fuego lento,
durante a lo menos,
unos 5 años de crianza.

La cooperación
siempre llama.

La pereza
retoza.

El egoísmo
nunca contesta.

18 Timón

Sólo cambiando
la forma de criar.

Podremos
cambiar el mundo.

Criar para la paz,
criar para el diálogo,
criar con las emociones,
criar para el respeto.

Criar para
la salud mental.

19 La curva

Alicia quiere ser
una buena madre.
Tiene todas las intenciones,
lo **quiere** desde el corazón.
Pero no sabe qué pasa, que
termina haciendo lo mismo, que
odiaba que hiciera su madre,
cuando era ella, la niña indefensa
Alicia es amiga de todas las
páginas de infancia que hay,
comparte sus estados y tiene
muchas ganas de seguir sus
indicaciones.
Pero no puede, en la curva...
se le escapa la moto.
Alicia necesita apoyo, necesita
soporte, necesita psicoterapia

Alicia son miles.

20 Confucio

La infancia nunca
ha necesitado **títulos**,
etiquetas, fármacos,
pantallas ni tareas.

La infancia siempre
ha requerido padres,
atención, cuidados,
respeto, compañía,
contención, límites,
paciencia y **ejemplos**,
muchos ejemplos.

Que no te confundan.

Crianza respetuosa

21 H l d r dn.

La psicoterapia
muchas veces
ilumina recuerdos
donde yacían escondidas
las piezas
que faltaban
del puzle de la vida.

El síntoma
adquiere sentido
a la luz de la propia
historia.

22 Termodinámica

Quien reme
por un solo
lado del bote,

estará
condenado
navegar en círculos.

Y no se puede
ir **río arriba**
si vamos por la vida
dando sólo círculos.

Quien
escucha
el caudal
de sus venas.

También percibe
el murmullo
de su infancia.

24 Portal

Abre los barrotes,
dibuja tu escalera,
corre sin prejuicios,
re-invéntate una
y otra vez.

Aprovecha muros,
ideas e imágenes.

Libérate todos los días,
de antiguas ataduras,
y crea un buen final
para cada atardecer.

25 Amor incondicional

La mejor receta para fortalecer la
autoestima de los niños.
El mejor **regalo** para padres que
adoptan una vida.

La mejor prescripción para quien
siente su mundo caer.
El gran tesoro que,
llevan, usan y comparten,
los reales humanistas.

Suficiente semilla
para crear familias, comunidades y
un nuevo prisma.

Principal antídoto para frustración,
temores e inseguridades.

Frente a los síntomas
aumente la dosis.

26 Buhardilla

Deja libre
esos **oscuros**
pensamientos,
que vuelen lejos,
realmente **nunca**
fueron tuyos.

Aunque hayas cerrado su jaula,
aunque suelas darles alimento.

Del pensamiento
eres soberano y esclavo,
pero finalmente cual domina,
eso "me friend",
lo decides tú mismo.

Con cada palabra
que nace en tu mente,
con cada silencio que selle tus
labios, te vas transformando en
quien con impavidez te mira,
esperando tu reconocimiento desde
todos los espejos del mundo.

27 Circo

Una base segura
es como una
red de trapecista,

que
permite
al infante
descubrir
el mundo,

sin riesgos **innecesarios**
ni exploración
in
hi
bi
da.

28 Capacidad de Asombro

Maravillosa
capacidad de asombro,
no te alejes de mi vida.

Olvida como los calendarios
escurren entre mis dedos,
y sorpréndeme a diario
con la **magia** del crepúsculo

Que el sistema no la mate,
deja que inspire creatividad, deja
que dispare poesía, deja servirte
una copa de mi arte,
deja que desordene las filas,
y te hagan volver a poner cara de
bobo mirando la nieve por vez
primera.

29 Oráculo

Cada vez
que un padre
o una madre
decide cambiar,
mejorar,
crecer.

El futuro
de sus hijos
se vuelve a escribir.

30 Paño

Con la rabia tragada,
un buen colon irritable
se espera.

La rabia escupida, se encarga de
asegurar la soledad del
incontinente.

La rabia que se siente,
se expresa y se regula,
ejerce como tensión necesaria, para
que las relaciones humanas se
tornen eternas.

El "dimmer" de la rabia está en la
mente, sólo tienes que ser más
consciente de tus emociones. Elige
quedarte con **lo bueno**.

A veces,
a la brújula de la vida
sólo hace falta
pasarle **un paño** limpio.

No satisfacer la necesidad
de **cercanía** en la primera
infancia,

podría condenar al adulto
en su **eterna** búsqueda.

32 El lobo

Alejandra tiene 4 años, en la feria corrió
hacia su madre, pero no era su madre,
Alejandra estaba perdida.
Cuando vio a la policía,
cayó en pánico y se escondió.
Sus padres solían asustarla con una
aplicación, en la que hacen creer a niños y
niñas, que la policía los va a castigar por
llorar.
Alejandra entendió que la policía castiga
si lloras, ella quería llorar, mejor se
escondió.

Intencionalmente nunca
le hagas sentir miedo a tus hijos,
menos con figuras como
profesores, médicos o policías.
El miedo es una emoción primitiva,
nos empuja de muy adentro y
puede tornarse incontrolable.

Eduque con amor y paciencia,
la regulación es progresiva.
Alejandra finalmente, se encontró
con unos padres **más conscientes y
reflexivos de su lugar** en el mundo,
al volver de la feria.

33 ¿Conoces la ecuación de las emociones?

- Enojo más indiferencia, igual irritación.

- Enojo más alegría, igual irritación.

- Enojo más enojo, igual irritación.

- Enojo más calma, igual calma.

34 Regala calma

-¡Quiero regalarle algo a mi hijo
y no sé qué!

- **Regálale calma**.
-¿Cómo "calma"?

-Como suena, así, tal cual, calma:
Cuando tu hijo se altere
regálale calma,
cuando se estrese regálale calma,
cuando haya una situación difícil
regálale calma.
Cuando pase algo grave,
regálale calma.

-¿Pero cómo le ofrezco calma
cuando yo me altero?

Por eso es un regalo, es algo que tú te
esfuerzas en obtener y no siempre tienes, no
es lo que sobra, uno a quien ama no le regala
lo que sobra, uno a quien ama
le regala lo más preciado.
Le regalamos el tiempo y la energía que
invertimos **en crecer lo suficiente** como
seres humanos, para estar en condiciones
de regalar calma, cuando se avecina la
tormenta.

La crianza

no es una ciencia

ni un arte,

pero tiene

mucha ciencia

y

mucho arte

36 De oído

Cualquier músico sabe,
que los instrumentos requieren
afinación periódica.

Transfórmate
en el mejor **compositor**
de tu salud mental,

siendo reflexivo
con la afinación
y sincronía
de la **melodía,**

y **prudente**
con el ritmo e intensidad
de la relación

La imaginación
es una gran
trampolín
que construimos
en la infancia.

Sin éste,
no podríamos
alcanzar
nuestros
sueños.

38 El guardián

La salud mental
de tus hijos,
es un **tesoro**
delicado.

Merece
ser cuidado,
considerado,
fomentado,
acunado.

Es quizás
lo más importante
de la **herencia** familiar.

- Yo crío
- Tú educas
- Él/Ella enseña
- **Nosotros amamos**
- Vosotros cuidáis
- Ellos crecen.

La buena crianza

deja **huellas**.

La mala crianza,

~~cicatrices~~.

Crianza respetuosa

41 Rueditas

Las rueditas de apoyo
le permiten practicar en la
zona de desarrollo próximo.

Tener la experiencia
de andar en bici**cleta**,
disminuyendo
el riesgo de caídas.

Los ritmos
de niños y niñas
son muy diferentes,
y muchas veces, los padres
sensibles les están inventando
rueditas de transición,
a otras de las múltiples tareas, que
la infancia debe enfrentar.

Las mejores rueditas
para la vida
vienen **con la seguridad**
del apego.

42 Disfruta

La naturaleza es maravillosa,
pero la sociedad con el paso
de los años, nos hace más
difícil seguir disfrutando
de la magia de lo cotidiano,

de la profundidad
de lo superficial,

de la inmortalidad
de lo **evanescente,**

de la magnificencia
de lo ínfimo.

Revélate de lo **prepicado** y
disfruta como un bebé
extasiado, viendo caer agua
sobre una piedra.

43 Palos de ciego

Quien a palos castiga,
no sólo a su
descendencia condena.

Quien con
aislamiento "educa",
una bomba de tiempo
en su casa acuna.

Quien sobre
su infancia reflexiona,
en el presente
sus vínculos mejora.

Quien su rabia regula,
largos años de
felicidad se asegura.

Quien a sus
emociones escucha,
toma mejores
decisiones y **saborea**
con deleite la evanescencia
del aquí y el ahora.

44 Trato

Estréchale la mano
a la naturaleza,

recuerda que tus actos
son el mejor **pizarrón,**

para enseñarle a niños y
niñas, de ecología y
respeto.

La comunicación
tiene semillas
y la mente
tierra fértil.

45 Simple

Para compartir lo mejor de nosotros, primero tenemos que desarrollarlo.
No puedo estimular salud mental sin exhibirla.
No puedo mostrar educación gritando.
No puedo enseñar respeto con golpes. No puedo enseñar nada que no practique y demuestre.

¿Qué quieres estimular en tus hijos?

Es simple: eso que quieres enseñar, **practícalo**.

46 Desorden

El orden es:

Nos crían con
amor y respeto,

luego
imaginamos
un mundo

más justo y
equitativo,

luego nos ponemos
en acción.

Cuarenta y siete
Galleta de la suerte

El pasado
se elabora.

El presente
se agradece.

El futuro
se construye.

De los
errores se aprende,
en la reparación
está la madurez.
Nadie nace sabio.

48 Usurpador

La idea es que todos podamos pensar en nuestra infancia y sonreír.

No le quiten la sonrisa a los adultos del mañana.

Los buenos tratos en la infancia son un derecho.

El maltrato es un **ladrón**.

49 Que se sepa

Los niños **no** necesitan gritos para obedecer, ni golpes para entender.

Los niños necesitan tiempo, empatía, paciencia, tolerancia, pero también **límites,** estructura y predictibilidad.

Las que a su vez, deben ser facilitadas, necesariamente, dentro de un marco de buen trato y respeto.

50 Irrevocable

Cuando tu hijo o hija,
muestre su inmadurez,
(natural y esperada)

es vital que tú
en ese momento,
muestres madurez.
(necesaria y protectora)

51 Semántica
de la crianza

Sensible	no es	débil
Firme	no es	severo
Predecible	no es	aburrido
Contener	no es	consentir
Flexible	no es	permisivo
Seguro	no es	autoritario
Consecuente	no es	intransigente

Sólo una semántica precisa, puede pavimentar el camino hacia la crianza respetuosa, hacia los vínculos de apego seguros.

Cuando las personas reciben **amor y respeto en la infancia,**

es mucho más probable que sea también lo que

generen

en pareja y en familia.

Cada arrullo,
cada gesto,
cada caricia,

perduran en el alma,

como el más hermoso legado.

54 Las Camilas

Juan trató de calmar a su hijo con
su enojo y **no funcionó**.
Fernando trató de calmar a su hija
con su risa y **no funcionó.**
Adela trató con distracción, parecía
funcionar, pero sólo en un principio,
luego fue peor.
Zafiro con amenazas **sólo empeoró.**

Camila respira,
busca su propia calma
y cuando la comparte,
su hija se calma.

Algunas Camilas lo aprenden de sus
padres, otras lo aprenden en
relaciones de apego alternativas,
otras en psicoterapia, pero nadie
aprende **solo.**

55 Mentadent-C

No por mucho **madrugar**
se amanece más temprano.

Sin embargo con infancias,
intervenir temprano:
es más barato,
más rápido y
más **efectivo**.

El cerebro **nunca** más
tendrá tanta plasticidad,
ni los padres la **voluntad.**

56 Traducción

Lo mágico del apego,
puede llegar a
presentarse
un poco irracional
para **ojos** externos.

Pero su esencia
es transparente.

Compartir nuestras
emociones
con las personas amadas.

57 Vidriero

Tratar de
controlar
la conducta
de un niño,
sin percibir ni
comprender
sus emociones,
es como tratar

de doblar un **vidrio**
en frío.

Si lo doblas
lo **rompes.**

58 Bailando

Tenemos que volver a
mirarnos a los ojos,
resonar con esos
pequeños músculos de la
cara, que cuentan
cuántas más cosas, que
las finitas palabras.

Quien sepa interpretar
un ceño asustado,
unos pómulos tristes,
una sonrisa obligada,
podrá acompasar
el ritmo
de las relaciones
humanas,
sin tropezar con sus
propios pies.

La crianza

es la gran
oportunidad
de los adultos

para
transformarse
en mejores
personas.

No la desaproveches.

60 La poesía de las cosas

La poesía no
son sólo palabras,
cuando algo
que era una cosa,
mediante la creatividad del
sapiens, cambia a otra cosa,
totalmente distinta.

Entonces también,
estamos en presencia de poesía.

Otra poesía.

Una poesía,
totalmente distinta.

61 Pianista

Tener un **piano**
no te transforma
en pianista,
tener una **raqueta**
no te transforma
en tenista,
tener un **silbato**
no te transforma
en árbitro.
Si quieres ser
padre o madre
no sólo necesitas
tener un hijo o hija.

Necesitas el suficiente
tiempo compartido para
transformarte
en un **padre**
o una **madre**.

El óptimo
desarrollo
integral
del ser humano,

requiere
necesariamente:
de un cuidador
que acompañe al infante
**explorando
su mente y
regulando sus
emociones.**

63 La casa

El hogar
no lo constituyen
los muros,
el techo y
el piso;

un hogar
lo constituye
el amor,
el respeto,
la paciencia
y el cariño.
Todo ser humano necesita
de un hogar para
descubrir quién es
realmente.

64 Kinder Sorpresa

Al principio

nos deberían enseñar,
no sólo los colores,
los números y las letras.

Si no también,

acerca
de las emociones,
los derechos
y **la salud mental**,

desde el día **uno**.

66 Quizás[1]

Transfórmate
en todo eso
que te gustaría
que fuera
tu hijo,
en todo eso
que te gustaría
que fuera
tu hija.

**En
una
de esas**,
te imitan.

---

[1] El número 65 fue ascendido a título y fue a liderar el segundo libro. La cadena del maltrato.

67 S. Connor

El destino de tus hijos
                cambia,
cuando en vez de
        reaccionar,
reflexionas,

    cuando en vez de
    gritar, **respiras,**

        cuando en vez de
        maltratar,
        bien tratas.

Cuando dejas de repetir,
la cadena se rompe.

68 Ecohomo

En
algún
remoto
momento,
existíamos
en armonía
con el entorno.

Antes de,
palabras, billetes y
contratos.

Fuimos
exclusivamente
de gestos,
emociones
y vínculos,
y fuimos
eternos

Respira, analiza, regula, respira, pregunta, escucha, respira, conecta, calma.

(Repite, Repite, Repite, Repite)

70 Batuta

Cada ser humano
tiene su propio ritmo,
el cual es dinámico
y abierto al entorno.

Serán afortunados
quienes sus padres,
descubran, respeten
y coordinen sus ritmos.

La felicidad
se puede entender
como la armonía
entre
el **propio ritmo**
y el del mundo.

71 Costumbres

Había unos padres
muy preocupados de que su hijo
se fuera a acostumbrar
a los brazos.

Entonces su hijo
se acostumbró
a la soledad.

72 Manual

El mejor manual de la
crianza, está escrito en la
cara de tus hijos,
en sus expresiones
faciales, en sus gestos.

Eso es lo que tenemos que
aprender a leer con
destreza, una expresión,
una mirada,
un tono.

Leer la vida
directo a los ojos
mientras suspira.

La crianza

puede ablandar

un corazón de

hierro.

74 Reflejo

Sólo
   la
      calma
        en
          los
            padres.

             Propicia
         la
         calma
       de
     los
  hijos.

Castigar **no** es educar.
Golpear no **es** educar.
Amenazar no es **e**ducar.
Gritar no es e**d**ucar.
Abandonar no es ed**u**car.
Intimidar no es edu**c**ar.
Amedrentar no es educ**ar**.

Sin amor,
sin presencia
y sin respeto.
No es educación.

Si no
podemos
elegir lo que ya
aprendimos,

podremos
al menos,
intentar
elegir

lo
que
enseñaremos.

No se puede cambiar el

mUndo

sin primero

Humanizar

El Parto

La Crianza

y

La Educación.

78 Línea

Cuando **amo**
incondicionalmente
a un hijo o hija,
sus acciones
siguen teniendo **consecuencias**.

Sin embargo,
ninguna acción de un
infante, tendrá como
consecuencia,
que su padre
o su madre
lo haga sentir
no amado,
indigno,

~~rechazado.~~

79 Barrotes

Quien expresa sus
sentimientos,
se cubre
de resiliencia.

Quien calla
lo que siente,
lo aprisiona
en su cuerpo,

y mientras
el prisionero
muere,

su cuerpo enferma.

80 Claves para NO perder la paciencia

1-. Déjala siempre
   en el mismo lugar.
2-. Ponle un llavero.
3-. Al llegar a casa dale
   agua.
4-. Haz check antes de
   salir, cerciórate que
   la llevas.
5-. Si estás gritando ya
   la perdiste.
6-. Amárrala a un hilo
   verde para tener la
   paciencia y la
   esperanza, **juntas**.
7-. El hilo verde te lo
   amarras al meñique.

81 La mamá del DOLITTLE

Todo padre o madre,
en el ejercicio de la crianza,
¡necesariamente!
se verá
enfrentado
a la realidad...
y no le quedará más remedio
que asumir su capacidad
haciendo sonidos
de animales.

El elefante, por ejemplo,
tiene más de una opción,
las jirafas te dejan pensando.
Tratando de rugir
podrías quedar afónico,
entre una foca del puerto
y el perro del vecino,
no cabe un alfiler.

Te desafío a hacer tu mejor
oveja antes de pasar página.

82 Telefonte

Los niños siguen
a quien los trata bien
y a quien tiene buen ritmo.

Porque
tratar bien a alguien,
es **respetar** su propio ritmo.

83 Top ten

La educación
más importante:
la emocional.

El abrazo
más importante:
el de contención.

Las palabras
más importantes:
Las sinceras.

La enseñanza
más importante:
los valores.

El **lazo**
más importante:
el apego

84 Despierta

Lee, arrópate
con palabras del universo,
deja que las hojas cuiden
de tus párpados dormidos.

Empápate de los personajes
que se funden con tus
sueños,
y sobre todo sueña....
así al despertar,
masticas tus recuerdos.

Que la rutina,
el reloj y las reglas,
no te quiten los mundos,
que tu inconsciente
cada noche
se desvela
por **enre**darte.[2]

---

[2] Toda persona que no haya hecho el sonido de una oveja en la pagina anterior, deberá pensar muy bien que quiere de su vida.

El primer desafío,
antes de criar
una infancia,
es haber sanado
la propia infancia.

Cuídate

para cuidar.

Respétate

para respetar.

Ámate

para amar.

86 Umbrella

De la lluvia
de sus palabras
aprendió a protegerse,
pero ciertos rayos
de su tormenta,
le pegaron **duro**
en la autoestima.
Cuando
quiso verse
en sus ojos
la neblina los alejó.
Hay infancias
que no salen de la
tormenta
dónde los gritos
son relámpagos,
los truenos golpes
y **el mal tiempo**
mal trato.

87 Grumete

Cuando venía la tormenta,
mandaba a mi hijo a
refugiarse, mientras yo
manejaba el barco sin
ayuda.
Hasta que un día llegó una
tormenta, y yo no estaba
para mi familia.
Recién ese día entendí,
que nunca le había
enseñado a mi hijo, cómo
enfrentar las tormentas,
sólo aprendió a
esconderse de ellas.

Autor: Dueño actual
del unicornio azul.

Todo es una metáfora, el niño, la
tormenta, el capitán, el unicornio,
usted, nosotros, el barco, la vida.

Nadie merece
dormirse llorando,
sin consuelo

Mucho
menos
tu hijo o
tu hija.

89 Singularidad

Ángela pasa los dedos por la cabellera
de su nieta, mientras plácida reposa
en su falda.
Esa hermosa niña, no sabía todo lo
que no sabía, no sabía lo que era el
abandono.
No había sido golpeada,
no había sido humillada.
No había llegado al mundo
para cumplir los sueños frustrados de
nadie.
Su nieta no sabía lo que era el
maltrato, había nacido respetada,
como lo había sido su madre, y como
lo serán las siguientes generaciones
de su familia. Era un nuevo eslabón,
porque ya se había roto la cadena. Lo
que Ángela vivió en su infancia, no le
salpicó a su hija, ni a su nieta.

Ángela, en una generación, volvió a
escribir **el** destino de su
descendencia.

90 Estrella

Salud mental,
qué difícil, qué frágil,
qué condicionada,
invisibilizada,
postergada,
descartada,
banalizada,
vandalizada,
mal interpretada.

Anhelada,
perseguida,
confundida,
perdida,
idealizada.

"Salud mental",
por lo menos tiene un día,
tendría que alcanzar
para todo el año.
"Salud mental"
por lo menos tiene nombre,
aunque ni se nombre.
Salud mental qué difícil,
la estrella polar de la vida.

91 Martes

La infancia es el **sábado** de la vida, los adultos muchas veces, están tan **lunes** que no logran disfrutarla, otros se quedan en la edad del pavo y no pasan de **miércoles**. Otros atrapados en un **jueves** de octubre. Ponte más **viernes**, disfruta a lo **sábado** y abraza bien, bien, **domingo.**

92 Vaticinio

Si tempranamente
no **ayudamos**
a niños y niñas a
reconocer, elaborar
y regular su **ira**,
en la medida que crezcan,
esta se tornará más
destructiva
e invariablemente los
terminará por arrojar
a la **soledad**

93 Núcleo

Las palabras que le digas, las miradas que le regales, las caricias que salen de tus manos y los abrazos que le confortan, lentamente conforman un **núcleo** que todo niño o niña, va a utilizar a lo largo de su vida para enfrentar dificultades.

Auto**estima**...
le llaman.

El problema
de la sociedad,

sigue siendo,
que al parecer
mucha gente,

se ha

guardado
su granito
de arena.

95 Rampolleta

Tú estás creando una
nueva línea
en tu árbol
genealógico.

Aunque vengas de
una rama torcida,

la tuya,

puede ser una que
ilumine al mundo,
una que sostenga vida
nueva.

Tratar bien
a niños y niñas,
es la mejor **herencia**
que se le puede
dejar al **mundo.**

97 Reloj de arena

El mejor regalo para la infancia, es el tiempo.

Tiempo para compartir, tiempo para jugar.

Tiempo para conversar, tiempo para comer.

Tiempo para tolerar, tiempo para regular y contener.

Tiempo para explorar, y tiempo para simple**mente** estar.

98 De término

Juan no estaba listo para ser papá
(como la mayoría), pero leyendo tanto
de crianza, se conectó con su historia
durante el embarazo, se conectó con
su pareja, escuchando de corazón sus
tardes de recuerdos, pudiendo resonar
con todas las emociones y ofrecer
abrigo.
Además Juan cambió pañales, sacó
eructos, hizo dormir, preparó comida,
reguló llantos, se levantó en las
noches, jugó a las tortugas, a las voces,
al almacén, a las sombras, a los
marcianos, al baile.
Juan jugó, saltó, bailó, gateó, acarició,
apapachó, y acunó.
Juan terminó transformando su
cerebro y con el,
su mundo entero.
Sé como Juan.

"Em**papá**te" de parentalidad

99 Garabatos

La lectura
enriquece la
conversación.
La conversación
enriquece los vínculos.
Los vínculos enriquecen
el **alma**.

El alma de escritor le da
vida a páginas en blanco
y las transforma en
libros.

El alma de lector
toma unas líneas con cierto
orden y le **pinta** los colores a
nuevos mundos.

Al final
del día.

Debes
haber dado
más
abrazos

QUE
explicaciones.

101 ¿Qué es el amor?

El amor es cuando mi madre me dice por quinta vez que recoja mis cosas, y lo hace con paciencia y dulzura, mientras recogemos juntos; el amor es cuando mi padre llega enojado del trabajo, me mira a los ojos y se le prende una sonrisa en el rostro, el amor es cuando mi hermana me saca de su habitación, porque uso sus cosas sin permiso, pero me deja seguir usándolas afuera de su cuarto; el amor es que **nadie** en mi familia, me grita, me pega, el amor es el buen trato que recibo **a diario.**
Lo que me da una profunda tristeza es que la niña de al lado no sabe lo que es el amor. Le gritan y le pegan **por ser** niña.

Antes
de leer
libros,
debimos
aprender
a leer

miradas.

••

o

En
una
relación
siempre
tiene que haber
tiempo para **bailar**.

104 Palabras de constructor

Las palabras
construyen realidad.
Algunas palabras,
escuchadas en la infancia,
dinamitan la constitución misma
de la órbita
autoestima-seguridad.

Etiquetas y descalificaciones son
arenas dónde se hunde
la identidad y son muchas veces,
estas frases, las que los adultos se
ven elaborando y reelaborando en
psicoterapia,
para plantar resiliencia, dónde
hubo maltrato y negligencia.

Como padre cuida tus palabras,
pueden ser cortantes como **dagas**
o acogedoras como un abrazo.

Tú eliges, elige elegir.

105 Etólogo

Un niño o niña
que no juega,

es como un pez
que no nada,
es como un ave
que no vuela
(de las que vuelan).

Es como
un grito silencioso,
que escucharán
sólo quienes
aprendieron
a oír con
sus **ojo**s.

106 Al revés

Malcriar no es tomar en brazos
o estar muy conectados con
nuestros hijos

Malcriar es:

Ignorar **necesidades**

y **satisfacer** caprichos.

107 Los verdaderos súper héroes

Los verdaderos súper héroes,
se enamoran, se aman y se cuidan.
Los verdaderos súper héroes tienen:
ojos en la espalda, súper percepción del
peligro, lectura de rayos emocionales,
imaginación de escritor, paciencia de
tortuga
y dan abrazos de oso.
Los verdaderos súper héroes,
también cometen errores, pero tienen la
virtud de asumirlos, reparar y aprender
de la experiencia.
Los verdaderos súper héroes, se
levantan varias veces en la noche,
cuentan historias infinitas y duermen
con **un** ojo.
Los verdaderos súper héroes,
creen en el valor de la palabra,
y a pesar de tener súper fuerza, jamás la
usarían contra sus hijos.

Los verdaderos súper héroes,
todos los días luchan, para criar **más
sana** a la siguiente generación.

La base segura
sólo se consolida,
cuando la dejamos
para ir a explorar.

Si nunca la dejamos,
tal vez **nunca** fue una
base segura.

109 Broker

Muchos creen que niños y niñas, no tienen problemas reales, que todo es fácil y simple. Pero, por ejemplo, un niño de 8 años que sufre de acoso en su colegio, presentará niveles de cortisol en su sangre tan elevados, como un corredor de bolsa que lo perdió todo en una mala transacción.

Pueden ser más graves aún los problemas de niños y niñas, dado que su cerebro está en formación, y niveles crónicos de estrés, repercuten en la estructura de su cerebro, y por ende en su habilidad futura para lidiar, regular y expresar su estrés y las emociones asociadas.

Por lo tanto, los problemas de niños y niñas, son tan importante **o más,** que los problemas de los adultos.
Escúchalos,
y manifiéstales tu apoyo.

Dos hermanos
efectivamente
como castigo
caben en una
camiseta.

Los que no caben
son sus **derechos** humanos.

Te cuidaré

como un
milagro
que crece
arropado
con mi

Sonrisa

112 **Psicoterasía**

La poesía
es poten**cial**mente
terapéutica.

La psicoterapia
no deja de tener
ribe**tes** poéticos.

Las palabras
bien puestas
son el ant**isís**mico
de la identidad.

El mayor beneficio,

cuando se ayuda a otro...

Lo recibe

quién

ayuda.

114 Dragones

Trata a un niño con amor y
con el paso del tiempo, dará
amor y buscará quien lo
trate con amor.

Trata a un niño con
violencia y con el paso del
tiempo, buscará quien lo
trate con violencia, a quien
violentar o ambas.

La violencia es,
escupir **fuego** al cielo.
No somos dragones.

115 Costra

La herida abierta
de la infancia

vuelve a sangrar
en la crianza

y

la lágrima **seca**
se resquebraja

Crianza respetuosa

116 La célula

La familia debería ser siempre un espacio de crecimiento, florece la infancia, crecen los adultos, apoyo a mi pareja, apoyo a mis hijos, y ellos me apoyan.
Un espacio de descubrimiento, niños y niñas, descubren sus emociones, adultos descubren sus límites. Un espacio de aprendizaje, quiero aprender de nuevo con mi hijo, con mi hija quiero aprender a **aprender con mi pareja,** quiero aprender a aprender a aprender con mis nietos.

117 Vocación

Los seres humanos
nacemos científicos.

Poco a poco
nos vamos volviendo

      políticos.

118 Estrella Polar

El amor se aprende
cómo se aprende un idioma,
cómo se desarrolla el apego.
Cada caricia recibida en la infancia,
educa,
cada contención,
las montañas de **paciencia,**
todo es una siembra.
Son semillas que quedan en el cerebro, nos
enseñan a ser tocados, y a tocar, nos enseñan
a ser contenidos y también a contener;
el amor es cuidado y reciprocidad,
empatía e interés.
El amor es un continuo
en el que nacemos,
por el que vivimos,
y del que nos aferramos
cuando ya nos vamos.
No confundas el amor
con posesión o sumisión,
con control o competencia.

Regala a tus hijos lo mejor de ti, y que te
vean dando tu mejor versión a tu
comunidad. Con tu actuar educas a tus
hijos y también a tus nietos.

119 Metapapás

La idea es que ustedes
estén cada vez más
conscientes
de estas emociones
conflictivas:
la ira,
la frustración,
el miedo,
la tristeza.

Reconózcanlas,
identifíquenlas, regúlenlas.
Así podrán regular
a un **otro.**

Un error común de
nuestros días,

es intentar
criar a tu pareja

y

actuar como
la **pareja** de tus
hijos.

Les aviso que es
al revés.

121 Matemáticas

La ecuación es una sola,
cuando aumenta
el tiempo y la calidad
de la relación,
que los adultos
le ofrecen a sus hijos,
los síntomas emocionales y
de conducta de niños y
niñas, desaparecen.

A mayor
calidad **del apego,**
menos probable los
problemas de conducta y
emocionales en niños y
niñas.

Los bebés **NO** son ciegos al nacer, ven, imitan y se conectan con su cuidador.

Nacen con el "WIFI emocional" funcionado y con excelente "cobertura de red".

Por lo tanto, **la calidad** de la interacción que le brindan al bebé, es fundamental.

Todo comienza con los sentidos.

123 Primera generación

La buena crianza empieza
en casa, antes incluso, comenzó en
la casa de tus padres, antes
incluso, comenzó en la casa de tus
abuelos, antes incluso...

Pero también puede comenzar en
tu casa, con tus hijos.
A pesar que fue escasa
en la casa de tus padres.
A pesar que en casa de tus abuelos,
no se vio ni se olió,

Puedes hacer que tus hijos
sean **la primera** generación
criada sin violencia de tu árbol
genealógico.

La seguridad del apego es como el casco de los motociclistas, no todos tienen, y parece que no pasa nada, pero en un accidente, la diferencia es entre la vida y la muerte.

¿Y tú?

¿Mandarías a tu hijo a conducir su vida sin casco?

Todo los niños
necesitan
límites

ninguno
necesita
golpes.

126 Nevada

Comparar infancias,

es como comparar
copos de nieve,

No hay dos iguales
y duran poco.

Pero hay algo
que sí es igual
para todos.
Sus derechos humanos.
Menos
comparaciones, más
respeto y maravillarse
de la nieve.

127 Buenas Costumbres

No deje llorando a su bebé para
que se calme solo.
Realmente no se calman.
Sólo dejan de llorar por
cansancio.
Y el cóctel de hormonas
retarda su desarrollo.
A su bebé cuando llore, por lo
tanto, tómelo, abrácelo,
acaricielo, arrúllelo, mírelo y
ámelo, todo lo que pueda.

Cada minuto es una **inversión**
a largo plazo,
en la salud mental
de ese ser humano.

Para que un ser humano logre
regularse emocionalmente,
necesita que un otro le haya
enseñado.

128 Las Cosas

Nacimos para compartir,
no para acumular.
Para emocionarnos,
no para ser neutrales.
Nacimos en
intersubjetividad,
no sólo entre objetos.
Nacimos para enamorarnos
de personas, no de cosas.
Nacimos para explorar,
cruzar ríos, subir cerros,
saltar charcos.
Nacimos y moriremos
no hay nadie eterno.

129 Viaje

Cuando el ser humano llega al mundo, necesita a un otro para sobrevivir.
No es capricho, no es maña, **no es manipulación;**
es evolución.

Si tu bebé te llama,

acudes.

Si llora,

acunas.

Lee sus señales,
descubre su iniciativa.
No dudes en pedir
apoyo cuando lo necesites.
Activa redes,
recluta equipo,
sé parte de una
tribu y sobre todo
disfruta del **viaje.**

Gritaba **tanto** en la casa

que ya **nadie** la oía.

131 Límites

Una persona educada desde el respeto, nunca va a aguantar amistades ~~transgresoras~~, jefes abusivos, ni parejas maltratadoras.

Una persona educada desde el respeto, tiene **pasajes** en primera clase hacia la salud mental.

132 Junkies

Cuando a la infancia
para que no llore,
para que coma,
para que haga caso;
se le distrae con una
pantalla

La aturdimos,
la encapsulamos,
va perdiendo la capacidad
de leer miradas,
va perdiendo habilidades
sociales.

Es más grave de lo que **la
gente** puede llegar a
dimensionar.

133 Analogía

Enséñale a tus hijos el poder de las analogías, dado con esas llaves, se puede abrir un mundo en constante movimiento.

Analogías **p**ara explicar, analogías **par**a entender, analogía **para** retener, analogías **pa**ra regalar, analogías pa**ra** imaginar.

134 Tren expreso

La infancia
pasa tan rápido,
que los padres deben
entender, que la inversión
de
amor,
cariño y
contención,
debería ser
lo suficientemente alta,
para que sus hijos
puedan usarla toda la vida.
La infancia es un suspiro,
pero cuando hay madres y
padres suficientemente
buenos,
es **oxígeno**
para la vida entera.

135 Ecos de infancia

La infancia es
más compleja
de lo que algunos
adultos creen.

Se está formando mi cerebro,
d**escubr**o mis emociones y
aprendo lo que **es** el amor.

El cómo me tratan,
va a predisponer mi vida,
hacia la salud o hacia
la enfermedad.

Me gustaría tener palabras
para explicarles todo lo que
pasa por mi cabeza,
ser niño es muy difícil.

136 Autopista

Los mejores caminos
en la crianza,

van en el **mismo sentido**
de los derechos humanos.

En el mismo sentido
de los valores familiares.

En el mismo sentido
de la salud mental.

En el mismo sentido
del bien común.

El buen trato
es una autopista.

137 Envase

El comportamiento es el
envase de una emoción,

y es esa emoción la que
debemos intentar
comprender,

para poder
dejar de reaccionar y
comenzar a responder
re**flex**ivamente.

La seguridad en las
relaciones de apego
es a la **salud mental**

Como el sol
es a los árboles.

139 Quiromancia

Para la infancia queremos:
manos que enseñen,
manos que cuiden,
manos que compartan
manos que inviten,

manos que protejan,
manos que jueguen,
manos que ordenen,

pero

nunca,

nunca,

manos que golpeen.

 Crianza respetuosa

140 Simón dice:

Aprende del niño que, aunque un minuto esté enojado, al siguiente quieres seguir jugando con quien lo hizo enojar.

Aprende del niño que de orgullo no se muere y privilegia el encuentro por sobre el resentimiento.

Aprende del niño, que es capaz de iluminar la vida de un adulto, sin siquiera proponérselo.

Aprende del niño que **es paciente** con los errores, de quienes tratan de criarlo.

141 Jumbo

La salud mental no es algo
que se compre en el súper o
en Amazon, no brota por ver
tele, o leer de autoayuda.

Suele ser fruto de muchas
horas de interacción de
calidad.

¿Y qué es interacción de
calidad?

Estar **conectados** a lo que al
niño o niña, le pasa, a lo que
siente, ser presente,
aquí y ahora.

No me regales nada,
cuando sólo
quiero un abrazo.

No me expliques nada,
cuando sólo
quiero **un** abrazo.

No me preguntes nada,
cuando sólo
quiero un **abrazo.**

143 Ecos 3

Mi mamá no cree en muchos
métodos populares de crianza,
no me deja llorando en la cuna, no
me pega y no me grita.

Me da brazos
cada vez que lo necesito,
me da de lactar
cada vez que lo necesito.
Me siento un bebé seguro,
lloro mucho menos
y quiero crecer
para explorar y crear cosas.

Mi mamá sigue
una crianza respetuosa,
y junto a mi papá, mis tíos y mis
abuelos, cuidan de mí y juegan
conmigo. Soy un bebé muy feliz.

     Crianza respetuosa

144 Zurcido japonés

Las experiencias
traumáticas, para poder
volver a ser:

**Elaboradas,
resignificadas
y
reparadas.**

Requieren
de un otro, un apoyo,
una mano que apretar,
que te facilite
ese paso por el dolor,
que acompañe el trago
amargo.

En la confianza del vínculo,
se cosen las **heridas**
emocionales.

Cuando
mis padres discuten,
creen que no escucho,
creen que no entiendo,

pero escucho
y entiendo.

146 Ecos 5

Cuando dices
que vas a volver
y no vuelves.

Cuando dices
que vas a llegar
y no llegas.

Cuando dices que
vas a venir
y no vienes.

Algo en mi corazón
se rompe y yo no sé
cómo arreglarlo.

Mi abuela
le pegó tanto a mi mamá,
que ahora ella cree,
que es normal
pegarme.

Cuando sea mamá
nunca le voy a pegar a mis
hijos.

Condicionar el
buen trato a la obediencia, es
hipotecar la salud mental en
una ruleta.

Por el contrario,
es la educación la que está
condicionada al buen trato.

Si no hay
buen trato
no es
educación.

149 Educación Royal

Acompañar a sus hijos
en la rabia y la frustración
es la real educación,
 y no
mandarlos a la habitación,
para ser educados por
alguna **aplicación**.

El time-in requiere
tiempo, paciencia y
autorregulación,
la salud mental es fruto
de mucho tiempo
compartido de calidad

Amor incondicional es estar con tu hijo grave en un hospital, sin saber qué tiene y, honestamente, sentir estar dispuesto a ofrecer tu vida para que tu hijo **sane**. Son emociones muy extremas, no suelen percibirse en lo cotidiano, pero en situaciones límites, marcan diferencias.

Si a los **dos años**
no me ayudan
a regular el estrés,
a los **25**
me van a tener
que ayudar
a ordenar

los fármacos del

botiquín

152 Mandato Meridiano

Sueña como si fueras
a vivir para siempre.
Ama hasta la médula
y sin remordimiento.
Perdona de corazón y en
conciencia de tu acción.
Calla todo lo que no
hayas pensado suficiente.
Expresa lo que sientas,
cuida al mismo tiempo,
lo que tus palabras,
harán sentir
a quien te escuche.

Vive como
si fueras a morir pronto.
Pero por sobre todo
no dejes de escuchar tu
interior, que tiene una brújula
interna, mejor que
cualquier GPS.

153 Espejo

Lo que tengo
que aprender
es que la emoción
que yo proyecto.

Es la emoción que
el infante se empapa.

**Pedir calma
sin calma
no funciona.**

154 Final

Llegaste arriba,
dónde brota el agua,
dónde **casca** el lagarto,
dónde te mira tu reflejo
dónde nada el águila,
no pierdas el bote,
llévate todas las metáforas
que
quepan en tu
cantimplora
y nos vemos de aquí a poco.

Este es,
el primero de **tres**,
después no hay agua
y aparecen cadenas.